*Afirmações
Científicas de Cura*

Paramahansa Yogananda

O Pai do Yoga no Ocidente

Afirmações Científicas de Cura

nVersos

*Dedicado ao meu Gurudeva
Jnanavatar Swami Sri Yukteswar
com amor sincero, reverência e devoção.*

SUMÁRIO

O poder espiritual da palavra do homem, 9

O poder dado por Deus ao homem, 11

A responsabilidade mental por doenças crônicas, 13

O que cura? A energia vital, 15

A cura de acordo com o temperamento, 17

A fé é mais importante que o tempo, 21

Classificação da cura, 23

Como prevenir doenças físicas, 25

Como prevenir doenças mentais, 27

Como prevenir doenças espirituais, 29

Avaliação da ciência dos métodos curativos, 31

Consciência e vibração, 35

A diferença entre matéria e espírito, 37

Corpo e consciência criados pelo homem no estado de sonho, 39

A ilusão do mundo, 41

A unidade subjacente das curas médica e mental, 43

O perigo da negação cega da matéria, 45

O corpo como vibração materializada, 47

Os diferentes estados de canto, 49

Superconsciência, não inconsciência, 51

Centros fisiológicos, 53

O valor dos diferentes métodos de cura, 55

As direções individuais e em grupo, 57

A afirmação geral de cura, 61

Afirmação de pensamento, 65

Afirmação de vontade, 67

O desenvolvimento e direção correta da razão e cura da inteligência lenta, 69

Afirmação de sabedoria, 71

Afirmações de sucesso, 73

Afirmação de sucesso material, 75

Afirmação de sucesso espiritual, 77

Afirmação para os olhos, 79

Afirmação de sucesso psicológico, 81

Regulando a força sexual, 85

Para curar maus hábitos, 87

Exercício para o estômago, 89

O PODER ESPIRITUAL
DA PALAVRA DO HOMEM

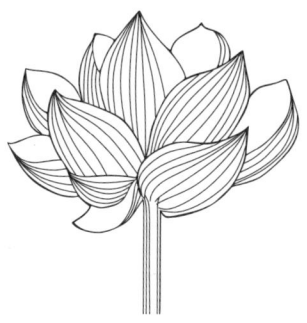

A PALAVRA DO HOMEM é o Espírito no homem. As palavras são sons provocados pelas vibrações dos pensamentos. Pensamentos são vibrações emitidas pelo Ego ou Alma. Cada palavra que sai da sua boca deve estar impregnada com a verdadeira vibração da alma. Para a maioria das pessoas, as palavras são sem vida porque são ditas automaticamente, sem serem impregnadas com a força da alma. Falar demais, exagerar ou usar falsidades em conexão com as palavras é como disparar balas de uma arma de brinquedo, sem pólvora. Por isso, as orações ou palavras dessas pessoas não produzem as mudanças desejadas na ordem das coisas.

Cada palavra que você pronuncia deve ser significativa; ou seja, cada palavra deve representar não apenas a Verdade, mas também um pouco da sua força espiritual realizada. Palavras sem força da alma são cascas sem o grão. Palavras saturadas de sinceridade, convicção, fé e intuição são como bombas de vibração altamente explosivas, que, quando liberadas, têm certeza de romper as rochas das dificuldades e criar a mudança desejada.

Evite proferir palavras desagradáveis, mesmo que sejam verdadeiras. As palavras devem ser entoadas de acordo com as convicções internas. Palavras sinceras ou afirmações repetidas de forma compreensiva, sentida e voluntária têm o poder de mover a Força Vibratória Cósmica Omnipresente e oferecer ajuda nas dificuldades. Apresente-se a essa Força com confiança infinita, expulsando toda dúvida. Se você não fizer isso, sua atenção é desviada de seu objetivo. Além disso, você não pode semear a semente da oração vibratória no solo da Consciência Cósmica e, em seguida, retirá-la a cada minuto para ver se germinou ou não.

O PODER DADO POR DEUS AO HOMEM

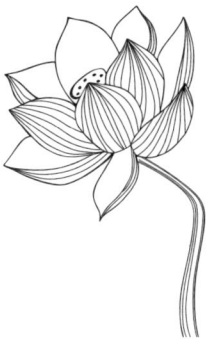

Deve-se lembrar de que não há nada mais poderoso do que a Consciência Cósmica ou Deus. O Poder da Consciência Cósmica é maior do que o poder da mente humana. Portanto, você deve buscar a ajuda Dele. Mas isso não significa que você deve se tornar passivo, inerte ou crédulo, ou que deve minimizar o poder da sua mente. Lembre-se de que Deus ajuda aqueles que ajudam a si mesmos. Ele lhe deu força de vontade, concentração, fé, razão e bom senso para ajudar você em suas aflições corporais ou mentais. Você deve usar tudo isso enquanto busca a ajuda Divina. No entanto, ao usar sua própria força de vontade ou bom senso para superar uma dificuldade ou doença, você não deve depender exclusivamente do seu Ego, desconectando-se da Força Divina.

Durante as afirmações ou vibrações de oração, sinta que está usando seu próprio poder, mas que foi dado por Deus para curar a si mesmo ou aos outros. Sempre acredite que não é apenas Deus, mas você também, como Seu amado filho, tentando empregar a vontade, a razão etc., que Ele lhe deu para reagir aos problemas difíceis da vida. Deve-se encontrar um equilíbrio entre a antiga ideia de depender completamente de Deus e a moderna forma de depender somente do Ego.

Durante as diferentes afirmações, a atitude da mente deve ser diferente; por exemplo, afirmações de vontade devem ser acompanhadas de uma forte determinação; afirmações de sentimento, de devoção; afirmações de razão, de inteligência e devoção; e afirmações de imaginação, de firmeza e fé. Ao curar os outros, escolha a afirmação que seja adequada ao temperamento conativo, imaginativo, emocional ou reflexivo do seu paciente. Em todas as afirmações, a intensidade da atenção é primordial, mas a continuidade e a repetição também contam muito.

Impregne suas afirmações com sua devoção, vontade e fé, de forma intensa e repetida, sem se preocupar com os resultados, que virão naturalmente como fruto de seu trabalho. Durante o processo de cura física, a atenção não deve estar na doença, pois isso sempre diminui a fé, mas sim na mente. Durante as curas mentais de medo, raiva, qualquer mau hábito, consciência de fracasso, insucesso, nervosismo etc., a concentração deve estar na qualidade mental oposta; por exemplo, a cura para o medo é cultivar a consciência de coragem; para a raiva, paz; para a fraqueza, força; para a doença, saúde.

A RESPONSABILIDADE MENTAL POR DOENÇAS CRÔNICAS

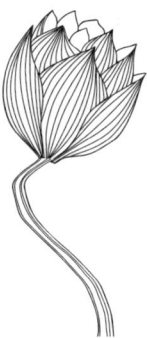

Ao tentar se livrar de uma doença por métodos mentais ou físicos, muitas vezes há uma concentração maior no poder opressivo da doença do que na possibilidade de cura, permitindo assim que a doença se torne um hábito mental e físico. Isso é especialmente verdadeiro na maioria dos casos de nervosismo, em que a doença é sentida muito tempo depois de ser fisicamente curada. Cada atividade física ou sensação corporal de doença ou saúde cria marcas nas células cerebrais, que, por sua vez, despertam automaticamente certos hábitos de doença ou saúde. O hábito subconsciente de consciência da doença ou saúde exerce uma forte influência na continuidade das doenças crônicas. Doenças crônicas têm sempre uma raiz profunda no subconsciente. Em uma perturbação mental ou física, deve-se ser capaz de remover as raízes do mal no subconsciente.

É por isso que todas as afirmações praticadas pela mente consciente devem ser impactantes o suficiente para permanecer como hábitos mentais no subconsciente, que, por sua vez, influenciarão automaticamente a mente consciente. Uma forte afirmação consciente, sendo reforçada, reage na mente e no corpo por meio do subconsciente. Afirmações de vontade ou devoção ainda mais fortes não apenas alcançam o subconsciente, mas também o superconsciente depósito mágico ou fábrica de todos os poderes mentais milagrosos.

As afirmações individuais devem ser praticadas de forma voluntária, sentida, inteligente e devotada, às vezes em voz alta (quando ninguém está ouvindo), mas principalmente mentalmente, com uma intensidade de atenção e continuidade cada vez maiores. A atenção, desde o início da afirmação, deve aumentar constantemente e nunca deve esmorecer. A atenção que esmorece deve ser repetidamente trazida de volta, como uma criança travessa, e treinada pacientemente para cumprir a tarefa.

Repetições atentas, inteligentes e paciência são as criadoras de hábitos, e devem ser empregadas durante todas as afirmações.

Afirmações profundas e prolongadas para curar aflições mentais ou corporais devem ser praticadas mentalmente até que se tornem quase parte das convicções intuitivas da pessoa, ignorando totalmente resultados inalterados ou contrários (se houver). É melhor morrer (se a morte tiver que vir) com a convicção de estar curado do que com a consciência de que uma aflição mental ou corporal é incurável.

Outro fato que deve ser sempre lembrado é que, embora a morte possa ser o fim necessário do corpo, segundo o conhecimento humano atual, ela não tem um tempo fixo; na verdade, mesmo que tenha, pode ser modificada ou alterada pelo poder superconsciente da Alma. Assim, todas as afirmações, para alcançarem o Superconsciente, devem estar livres de incertezas, dúvidas e desatenção. A atenção e a devoção são luzes que podem guiar afirmações proferidas quase sem pensar ao subconsciente e ao superconsciente. Quanto maior seu poder, mais longe podem levar as vibrações de diferentes afirmações a seus destinos subconscientes ou superconscientes.

O QUE CURA?
A ENERGIA VITAL

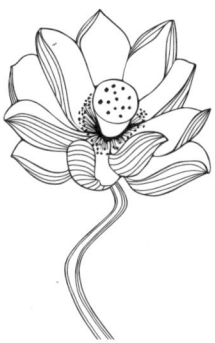

Drogas, medicamentos, massagens, ajustes na coluna ou tratamentos elétricos ajudam a restaurar a condição harmônica das células por meio da química do sangue ou da estimulação de certos tecidos. Esses são métodos externos que, às vezes, ajudam a energia vital a promover a cura.

No entanto, eles não têm o poder de atuar em um corpo morto, do qual a energia vital se foi, pois não há nada em uma pessoa morta que possa utilizar as propriedades dos medicamentos ou das correntes elétricas. Sem a energia vital, medicamentos e similares não podem ter efeito curativo no corpo humano. Portanto, pode-se concluir que apenas a energia vital pode efetuar uma cura; todos os métodos externos de estimulação podem apenas cooperar com a energia vital e são impotentes sem ela.

A CURA DE ACORDO COM O TEMPERAMENTO

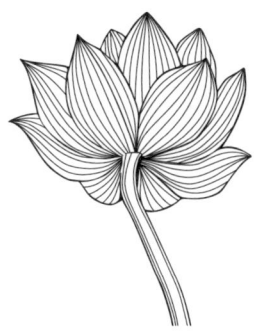

A IMAGINAÇÃO, A RAZÃO CONVINCENTE, A FÉ, a emoção ou o sentimento, e a vontade ou conação podem ser empregadas de acordo com a natureza imaginativa, intelectual, emocional ou conativa específica de cada indivíduo. Poucas pessoas sabem disso. Coué[1] desejava curar todas as pessoas apenas por meio da autossugestão. No entanto, uma pessoa do tipo intelectual não é suscetível à sugestão e só pode ser influenciada por uma discussão metafísica sobre o poder da consciência sobre o corpo. Ele precisava ter entendido o poder da mente sobre o corpo. Se ele tivesse percebido, por exemplo, que bolhas podem ser produzidas pela hipnose, como aponta o Professor William James no livro *Princípios de Psicologia*[2], ele poderia ter entendido igualmente o poder da mente para curar doenças. Se a mente pode causar problemas de saúde, também pode gerar boa saúde.

A autossugestão também é impotente para agir em pessoas caracterizadas por uma forte força de vontade. Elas precisam de estímulo para sua força de vontade em vez de imaginação, se desejam se curar de suas doenças.

---

1. Émile Coué foi um notável psicólogo, farmacêutico e esperantista que criou um método de psicoterapia baseado na autossugestão. N .E.
2. James, W. *Princípios de psicologia*. e-artnow: EUA, 2018.

Há um caso registrado de uma pessoa que perdeu a habilidade de falar devido à um trauma, porém recuperou a fala ao sair correndo de uma casa em chamas. O choque repentino provocado pela visão do fogo estimulou tanto seu sentimento que ele gritou "Fogo! Fogo!", sem lembrar que antes não conseguia falar. Uma emoção forte pode superar o poder do hábito mental subconsciente da doença. Esta história ilustra o poder da atenção intensa, que deve ser utilizada em conexão com as afirmações para curar doenças corporais.

Durante minha primeira viagem de navio da Índia a Colombo, capital do Sri Lanka, fui pego de surpresa por um ataque de enjoo e perdi o conteúdo valioso do meu estômago. Ressenti muito essa experiência, pois aconteceu sem minha permissão e em um momento em que estava desfrutando minha primeira experiência de um quarto flutuante (a cabine). Decidi que nunca mais seria enganado assim. Avancei meu pé e o plantei firmemente no chão da cabine, e ordenei à minha vontade que nunca mais aceitasse a experiência de enjoo. Mais tarde, embora eu tenha estado no mar por 50 dias vindo de Calcutá a Boston, e por um mês indo para o Japão, e 26 dias de Seattle ao Alasca e de volta, nunca mais fiquei enjoado, apesar de um mar muito agitado que deixou quase todos a bordo doentes.

Vontade, imaginação, razão ou sentimento não podem, por si só, efetuar uma cura física. Eles apenas atuam como diferentes agentes que, de acordo com os temperamentos variados dos indivíduos, podem estimular a energia vital a despertar e curar uma certa enfermidade. No caso de paralisia do braço, se a vontade ou imaginação forem continuamente estimuladas, a energia vital irá rapidamente aos canais nervosos afetados, curando os tecidos e o braço paralisado. A repetição das afirmações deve ser firme e contínua para que a força da vontade seja suficiente para estimular a energia vital inativa ou descontrolada.

Yogoda ensina, por meio de sua arte de concentração e meditação e controle da vontade, como usar essa Corrente Vital diretamente para curar a si mesmo e aos outros. Ninguém deve subestimar a importância dos esforços repetidos e cada vez mais profundos de afirmações de vontade ou imaginação, conforme apresentados neste livro, para efetuar a cura de maus hábitos ou problemas mentais e corporais.

DOIS FATORES NA CURA

Ao plantar uma árvore, dois aspectos devem ser considerados: a semente adequada e um bom solo. Da mesma forma, na cura de doenças, dois fatores devem ser levados em conta: o poder do curador e a receptividade do paciente, que deve responder às vibrações do curador.

"Virtude (ou seja, poder de cura) saiu de mim" e "A sua fé lhe salvou." Essas afirmações de Jesus demonstram que, para a cura, são necessários tanto o poder do curador quanto a fé da pessoa a ser curada.

A FÉ É MAIS IMPORTANTE QUE O TEMPO

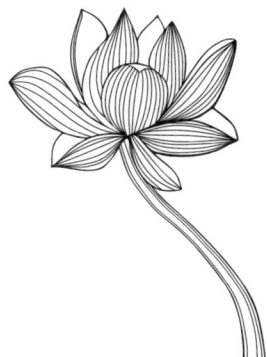

A CURA INSTANTÂNEA DE DOENÇAS corporais, mentais e espirituais pode ocorrer a qualquer momento. A escuridão acumulada ao longo das eras é dissipada de imediato ao trazer a luz, e não ao tentar expulsar a escuridão. Nunca se sabe quando a cura vai acontecer, então não espere uma cura imediata ou em um futuro distante. A fé, não o tempo, determinará quando a cura será efetivada.

Os resultados dependem do correto despertar da energia vital e do estado mental e subconsciente do indivíduo. A descrença impede o despertar da Energia Vital, e esse Dr. do Corpo, Construtor do Corpo e Mestre Pedreiro não pode, portanto, trabalhar.

Esforço e atenção são absolutamente necessários para despertar a fé, a vontade ou a imaginação, que, quando estimuladas, impulsionam automaticamente a Energia Vital para efetuar a cura. O desejo ou a expectativa de resultados enfraquecem a força da atenção. Sem vontade ou fé, a Energia Vital permanece adormecida, e a cura não pode ocorrer.

Leva tempo para reativar uma vontade, fé ou imaginação enfraquecidas em um paciente que sofre de uma doença crônica, porque suas células cerebrais estão marcadas pela consciência de hábitos da doença. Assim como leva tempo para formar um mau hábito de consciência da doença, igualmente é necessário um tempo para formar um bom hábito de consciência de saúde.

CLASSIFICAÇÃO DA CURA

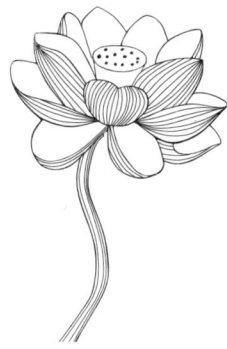

1. Cura de doenças corporais.

2. Cura de doenças psicológicas, como medo, raiva, maus hábitos, consciência de fracasso, falta de iniciativa e confiança etc.

3. Cura de doenças espirituais, como ignorância, indiferença, vida sem propósito, orgulho intelectual, dogmatismo, ceticismo e contentamento com métodos materiais de existência, além da ignorância das leis da vida e de sua própria divindade.

É DE SUMA IMPORTÂNCIA QUE se dê igual ênfase à prevenção e cura de todos os três tipos de doenças. Cada uma delas causa sofrimento físico, mental ou espiritual no ser humano e, portanto, deve ser tratada por todos os métodos adequados de cura.

A atenção da maioria das pessoas está fixada apenas na cura de doenças corporais, pois estas são tangíveis e evidentes. Elas não percebem que seus problemas mentais, como medo, desespero, luto, preocupação, raiva intensa e a dor espiritual resultante da ignorância sobre o mistério e o significado da vida humana são ainda mais importantes e avassaladores, e que todas as doenças físicas originam-se da desarmonia mental e espiritual.

A ignorância das leis da higiene mental e da arte espiritual de viver é responsável por todo sofrimento humano, seja físico ou material. Se a mente está livre das "bactérias mentais" da raiva, preocupação, medo etc., e a Alma está livre da ignorância, nenhuma doença material ou falta pode surgir. Não desejamos doença no corpo, na mente ou na alma. Não precisamos de medicamentos, cura mental ou espiritual se estamos saudáveis. Por ignorância, quebramos as leis de harmonia com as quais o corpo foi criado perfeitamente pelo Espírito, e então buscamos métodos de cura. Queremos estar livres de doenças de todas as formas, e por essa razão, nossa concentração deve ser direcionada para a prevenção de doenças físicas, mentais e espirituais.

COMO PREVENIR DOENÇAS FÍSICAS

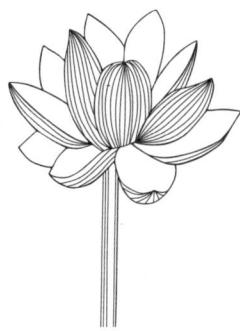

1. **Obediência às leis materiais de Deus.** Não exagere na alimentação; muitos cavam suas covas com faca e garfo. Poucos morrem de inanição; a maioria morre por ganância.

2. **Obedeça às leis higiênicas de Deus.** A higiene mental, que mantém a mente pura, é superior à higiene física, mas esta última é muito importante e não deve ser negligenciada. No entanto, não viva de forma tão rígida em relação às leis de higiene a ponto de que a menor alteração em seus hábitos o desestabilize.

3. **Prevenção de desperdício no corpo** por meio de atividades corretas e pelo conhecimento da conservação de energia física, garantindo um suprimento inesgotável de Energia Vital por meio das práticas de Yogoda.

4. **Carregue as células do corpo com Energia Vital** utilizando métodos de Yogoda.

5. **Previna a arteriosclerose com exercícios adequados.**

6. **Proteja o coração do excesso de trabalho;** medo, raiva e outras emoções aumentam os batimentos cardíacos.

Diminua o esforço do coração cultivando a calma. Dê descanso ao coração por meio do método Yogoda, promovendo paz e relaxamento.

O CORAÇÃO BOMBEIA uma quantidade significativa de sangue a cada contração; em 1 minuto, isso pode totalizar cerca de 18 libras, o que equivale a cerca de 12 toneladas em um dia e 4.000 toneladas em 1 ano. Esses números refletem o imenso trabalho realizado pelo coração, que nunca descansa completamente, mesmo durante o sono.

A ciência médica afirma que o coração recebe descanso durante o período de diástole, mas esse tempo é mais uma preparação para a sístole do que um verdadeiro descanso. Durante a contração, as vibrações reverberam através dos tecidos do coração, impossibilitando-o de descansar verdadeiramente.

Esse esforço contínuo leva ao desgaste e à deterioração do coração, até que ele se esgote completamente e a morte ocorra. Aprenda a "dormir o grande sono" (ou seja, a experiência consciente da morte), onde todos os órgãos de movimento involuntário, incluindo o coração, descansam. O controle sobre a morte vem com a capacidade de controlar e descansar conscientemente o movimento do coração.

O descanso e a energia renovada que o sono oferece ao corpo são apenas uma pequena indicação da calma e força maravilhosas que vêm do sono consciente, onde até o coração descansa. São Paulo diz em I Coríntios 15:31: "Eu protesto pela alegria que tenho em Cristo, morro diariamente" — ou seja, a paz que vem com a consciência de Cristo é capaz de parar o coração. Esse grande princípio científico de descansar o coração e alcançar a imortalidade já era conhecido nos tempos bíblicos.

Anos atrás, na Índia, um iogue chamado Sadhu Haridas foi enterrado sob a supervisão constante de médicos europeus por 5 meses e, ao final desse período, ele voltou a respirar e retornou à vida normal. Ele havia dominado a arte de controlar e descansar o coração.

COMO PREVENIR DOENÇAS MENTAIS

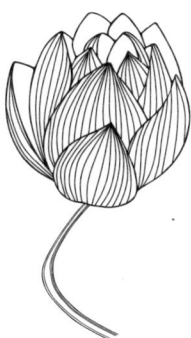

1. **Cultive a paz e a fé na Consciência Cósmica.** Liberte a mente de todos os pensamentos perturbadores e preencha-a com equilíbrio e alegria.

2. **Reconheça a superioridade da cura mental sobre a cura física.** A cura mental é fundamental para o bem-estar geral.

3. **Abstenha-se de adquirir maus hábitos.** Esses hábitos tornam a vida miserável e devem ser evitados para manter a saúde mental.

COMO PREVENIR DOENÇAS ESPIRITUAIS

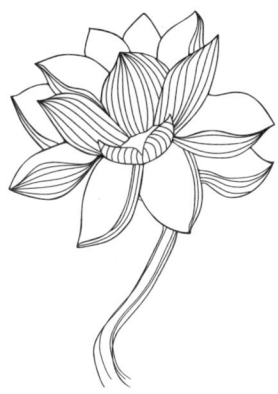

Conhecimento do método de espiritualizar o corpo pela destruição da consciência de mortalidade e mudança. O corpo é uma vibração materializada e deve ser reconhecido como tal. A consciência de que a decadência, a doença ou a morte podem afetar o corpo deve ser removida por meio da compreensão científica das leis unificadoras subjacentes da matéria e do espírito, e da manifestação ilusória do Espírito como matéria, conforme explicado anteriormente. Acredite firmemente que você foi criado à imagem do Pai e, portanto, é imortal e perfeito, assim como Ele. Se uma partícula de matéria é indestrutível, como a ciência provou, então a alma também é indestrutível. A matéria sofre mudanças; a alma passa por experiências que mudam. Todas as mudanças são chamadas de morte, mas a morte ou a mudança da forma de algo não altera ou destrói sua essência.

Aplique as experiências de paz e equilíbrio adquiridas durante a concentração e meditação à sua vida diária. Mantenha seu equilíbrio em circunstâncias desafiadoras, permanecendo inabalável diante de emoções intensas ou eventos adversos. Existem vários métodos de concentração e meditação, mas o Yogoda, baseado em métodos Vito-Psíquico-Físicos, é o melhor.

AVALIAÇÃO DA CIÊNCIA DOS MÉTODOS CURATIVOS

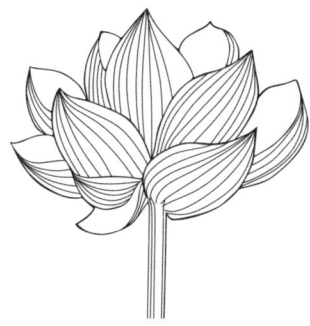

A DOENÇA É GERALMENTE CONSIDERADA resultado de causas materiais externas — poucos percebem que ela surge pela inação da Força Vital interior. Quando a célula ou tecido que transporta a Energia Vital é afetado de alguma forma, a Energia Vital se retira desse lugar, e assim começam os problemas. Medicamentos, massagem e eletricidade ajudam apenas a estimular a célula de modo que a Energia Vital inativa seja induzida a retornar e retomar seu trabalho de reparo.

Não devemos ser extremistas de nenhuma forma. Devemos adotar os métodos de cura que sejam adequados segundo a convicção individual. Um fato deve ser lembrado: medicamentos, alimentos, venenos etc., têm uma ação química definida sobre o sangue e o corpo. Enquanto se come, por que negar que medicamentos ou outros auxiliares materiais não têm efeito sobre o corpo? Eles são úteis enquanto a consciência material estiver presente. No entanto, têm suas limitações, pois são aplicados de fora para dentro.

Os melhores métodos são aqueles que ajudam a Energia Vital interna a retomar suas atividades curativas. Os medicamentos ajudam quimicamente o sangue e os tecidos. O uso de dispositivos elétricos também é benéfico. Mas nem medicamentos nem eletricidade podem curar doenças; eles apenas estimulam ou coaxam a Energia Vital de volta à parte do corpo doente que foi negligenciada. Portanto, a introdução de um elemento externo, seja medicamento, eletricidade ou qualquer outro auxílio, é indesejável se conseguirmos usar a Energia Vital para efetuar a cura sem empregar um agente intermediário.

Na massagem, no tratamento osteopático, na ajustagem das vértebras, nas posturas de Yoga etc., não há introdução de uma influência externa, e por esses métodos podemos remover ou aliviar a congestão nos nervos ou vértebras e permitir o fluxo livre da Energia Vital.

Por outro lado, a cura mental é superior a todos os métodos de cura física porque a vontade, a imaginação, a fé etc., são as diferentes fases da consciência que realmente e diretamente atuam de dentro para fora e são as forças motrizes que estimulam e direcionam a Energia Vital para realizar qualquer tarefa específica.

Portanto, vemos que tanto os métodos físicos quanto os mentais de cura são úteis apenas na medida em que podem influenciar e despertar a Energia Vital. É a Energia Vital que cura, e o método que exerce mais poder sobre essa Energia é o método superior. O sistema Yogoda ensina a aproveitar e direcionar a vontade para ajudar a Energia Vital vibrante a qualquer parte do corpo necessária. Nenhum método de cura física ou mental pode igualar os resultados maravilhosos do Yogoda, que utiliza diretamente a vontade e a Energia Vital. Não é apenas imaginação — pode-se sentir a energia formigando por todo o corpo ao praticar os exercícios de Yogoda.

A medicina pode ser utilizada para pequenas alergias, feridas ou cortes acidentais etc. Se o braço foi fraturado, é tolo pedir a Deus que una seus ossos deslocados quando um médico (um filho de Deus) pode consertá-los com um pouco de habilidade e conhecimento das próprias leis de Deus aplicadas à matéria. Se você pode curar instantaneamente seus ossos quebrados por meio do poder mental, é admissível, mas não espere.

A matéria não existe da maneira como geralmente a concebemos; no entanto, ela existe como uma ilusão. Dissipar essa ilusão requer um método definido. Você não pode curar um viciado em drogas em um instante. A consciência material possui o homem por meio de uma lei de ilusão e somente seguindo a lei oposta de desfazer a ilusão é que a consciência material pode ser dissipada. O médico extremista e o curador mental são ambos radicais. Eles estão errados porque traçam uma linha divisória entre matéria e Espírito. O Espírito, por meio de uma série de processos de materialização, tornou-se matéria; portanto, a matéria procede de e não pode ser diferente de sua causa, o Espírito. A matéria é uma expressão parcial do Espírito — o Infinito aparecendo como finito, o Ilimitado como limitado. Mas, uma vez que a matéria não é nada além de Espírito em sua manifestação ilusória, a matéria não pode existir sem o Espírito. Portanto, o Espírito existe; a matéria não.

CONSCIÊNCIA E VIBRAÇÃO

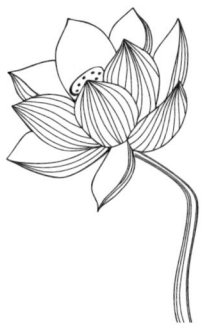

A CONSCIÊNCIA E A MATÉRIA vibratória são as duas naturezas de um Espírito não dividido e não manifestado. A diferença entre consciência e matéria é relativa. A primeira é uma vibração mais profunda, enquanto a última é uma vibração mais grosseira do único Espírito Transcendental.

O Espírito é a causa primária da criação vibratória. Os processos de consciência subjetiva, cognitiva e objetivada não existem no Espírito. Com a criação, o Espírito, até então não manifestado, revela duas naturezas: uma consciência e a outra vibração. A consciência é sua natureza subjetiva, e a vibração é a manifestação de sua natureza objetiva.

Em uma fase, o Espírito aparece como o universo da matéria vibratória objetivada, com seus bilhões de unidades de Energia Vital, átomos, moléculas, gases, líquidos, sólidos etc. A outra fase do Espírito é sua potencial imanência nessa matéria vibratória objetivada como Consciência Cósmica, manifestando-se como consciência humana individualizada, com todas as incontáveis ramificações de pensamentos, sentimentos, vontade, imaginação etc.

A DIFERENÇA ENTRE MATÉRIA E ESPÍRITO

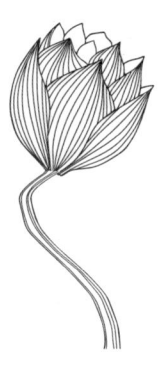

Assim, falando metafisicamente, a diferença entre matéria e espírito consiste na taxa de vibração, sendo uma diferença de grau, não de tipo. Este ponto é ilustrado pelo fato de que, embora todas as vibrações sejam qualitativamente semelhantes, as vibrações de 16 a 60.000 hertz são grosseiras e audíveis ao sentido físico da audição, enquanto as vibrações abaixo de 16 ou acima de 60.000 não podem ser registradas pelo tímpano. A vibração da consciência é tão sutil e poderosa que não pode ser detectada por nenhum instrumento. Apenas a consciência pode compreender a consciência.

Somente seres humanos conscientes podem detectar as vibrações conscientes de outros seres humanos. Aqueles que vivem em um determinado ambiente imprimem uma força vibratória nesse espaço, que pode ser sentida por outras pessoas. A sutileza da vibração da consciência e a grosseria da vibração da matéria são apenas superficialmente diferentes. Elas diferem apenas em grau, mas são tão distintamente diferenciadas pela força vibratória do Espírito que parecem diferentes em tipo, bem como em grau, para a consciência humana.

A consciência é cognizada como uma força mais fina que existe dentro de um revestimento de força vibratória mais grosseira chamada matéria; ou pode-se dizer que a consciência é a primeira vibração do Espírito e que a matéria é, por sua vez, o resultado da vibração mais grosseira da consciência. O Eu cogniza a consciência diretamente e a matéria (por exemplo, o corpo) indiretamente, por meio da consciência (sensação, percepção e concepção).

Há muito mal-entendido na mente do homem sobre a unidade que existe entre matéria e consciência. A aparência de um corpo vivo e um corpo morto, lado a lado, produz no homem a consciência da diferença ilusória entre corpo e consciência. Quando um homem vê um corpo morto (ou seja, um corpo sem consciência) e um corpo vivo (ou seja, um corpo com consciência), ele começa a raciocinar sobre a diferença radical entre corpo e consciência, esquecendo-se que a visão de um corpo morto ou vivo pode ser produzida pelo poder sustentado de uma alucinação ou estado de sonho da consciência humana e assim também são produzidos na vida pelo poder de Maya ou Ilusão do Mundo.

CORPO E CONSCIÊNCIA CRIADOS PELO HOMEM NO ESTADO DE SONHO

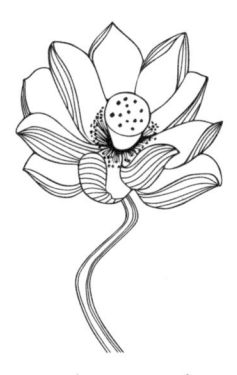

No estado de sonho, um homem adormecido pode se ver caminhando alegremente em um belo jardim e, de repente, avistar o corpo morto de um amigo. Ele fica tomado pela tristeza, chora, sofre com dor de cabeça e sente o coração acelerar. Ou, talvez, uma tempestade surja, ele se molha na chuva e fica encharcado e sente frio. Ao acordar, ri de sua experiência ilusória. Qual é a diferença entre as experiências do homem adormecido sob a influência de um sonho — experiências da matéria incorporadas nos corpos dele e de seu amigo morto, no jardim, no calor e no frio — e as experiências de consciência manifestadas em seu reconhecimento de si mesmo e de seu amigo, em sua percepção do jardim, do calor e do frio? A consciência da matéria e a consciência da consciência estão presentes em ambos os casos. O homem adormecido cria matéria e consciência em seu sonho.

A ILUSÃO DO MUNDO

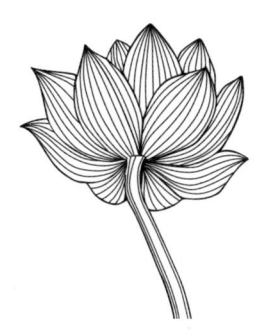

Se tal criação ilusória é possível para a consciência humana, então não é difícil imaginar que a Poderosa Consciência Cósmica ou Espírito poderia criar, por meio do poder de Maya ou Ilusão do Mundo, um sonho um pouco mais permanente na consciência humana, fazendo-a sentir a diferença relativamente permanente e paradoxal entre matéria e consciência.

Aqueles que buscam saúde ou felicidade, ou que temem a doença, a morte ou a perda, estão agindo sob a falsa convicção de que saúde é diferente de doença, que vida é diferente de morte, que perda é diferente de alegria. O homem está sonhando com essas dualidades, mas, ao acordar, descobre que essas coisas eram apenas um sonho, uma ilusão de sua consciência sonhadora. Quando o homem percebe sua verdadeira natureza, as dualidades desaparecem e toda falta é vista como ilusória; todo desejo desaparece.

Para aqueles que ainda não atingiram essa Consciência Cósmica, é inútil enfatizar a importância da ajuda médica ou ignorá-la completamente; ou enfatizar a importância da ajuda mental ou ignorá-la. Embora a superioridade da ajuda mental e o poder curativo da mente sobre o poder curativo dos medicamentos sejam inegáveis, o poder limitado de cura ou de morte das ervas e drogas também não pode ser negado. Ao empregar a ajuda mental, não há necessidade de desprezar os métodos físicos de cura, pois eles são resultado da investigação das leis materiais de Deus.

A UNIDADE SUBJACENTE DAS CURAS MÉDICA E MENTAL

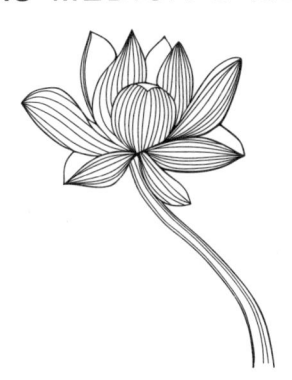

A QUESTÃO É QUE A MAIORIA das pessoas acredita exclusivamente na cura médica ou na cura mental, ignorando o ponto de unidade onde ambos os métodos coincidem. As leis médicas não podem contradizer as leis mentais, pois a lei material é simplesmente uma projeção da lei espiritual. Da mesma forma, a lei que governa a matéria e, portanto, a ciência médica é mais limitada e inflexível do que sua fonte; por isso, a cura mental tem um alcance e eficácia mais amplos do que a medicina, já que esta é uma grossa materialização daquela.

Enquanto a consciência material do corpo existir, o uso de medicamentos e drogas não pode ser dispensado, mas, assim que essa consciência material começa a diminuir, a crença em medicamentos desaparece e todas as dores corporais são vistas como tendo raízes na mente.

Eu sei que meu mestre nunca falou sobre a inutilidade das drogas, mas ele treinou e expandiu tanto a consciência de seus alunos que eles não confiavam em medicamentos, utilizando apenas o poder mental para se curar quando adoeciam. Algumas pessoas, tanto no Oriente quanto no Ocidente, negam fanaticamente a matéria e a medicina quando estão tão envolvidas com o corpo, que sentem que não conseguem viver se perderem uma refeição. É inconsistente negar a existência da matéria com a mesma boca que desfruta de um bife no almoço todos os dias. Esse estado de realização em que corpo e mente, morte e vida, doença e saúde aparecem igualmente ilusórios é o único estado em que podemos afirmar que não acreditamos em medicina, comida, cirurgia ou na existência da matéria.

O PERIGO DA NEGAÇÃO CEGA DA MATÉRIA

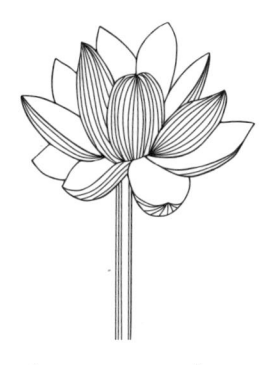

Ensinar a não existência da matéria enquanto se está sonhando e absorvido na matéria produz impraticidade, perigo e fanatismo. Existe uma profunda lei psicológica científica que governa a formação e a quebra da ilusão da matéria. Expelir a ilusão não pode ser feito apenas pela imaginação e crença fanática — isso só pode ser realizado por meio de métodos de concentração psicofísica, que gradualmente e conscientemente separam e libertam a Alma de sua identificação com a consciência material por meio de certas etapas definidas de realização progressiva.

Pessoas com consciência material, que acreditam no corpo grosso, precisam primeiro ser gradualmente treinadas para se desapegar da dependência de medicamentos e auxílios materiais, e ensinadas a confiar mais na ajuda mental e na natureza imortal da consciência. Converter pessoas com consciência material em fanáticos metafísicos não traz benefícios. Na verdade, isso causa muitos danos, pois um mal-entendido leva a outro. Eles não compreendem adequadamente as leis materiais de Deus, que a ciência médica descobriu e aplicou parcialmente, e que esses fanáticos metafísicos negam de maneira crua e autoenganadora. Assim, eles falham em entender as leis sistemáticas e científicas da mente, tornando-se obstinadamente fixos em seu dogmatismo coletivo equivocado. Eles seguem uma ideia cegamente, sem satisfazer o lado razoável e lógico de sua natureza. A verdade satisfaz todas as partes da natureza humana e não inclui fatores inconsistentes ou desarmônicos. A verdade possuída por uma única pessoa prevalecerá, enquanto o erro compartilhado pelo restante da humanidade, exceto por aquela única pessoa que a possui, deve ser rejeitado.

O CORPO COMO VIBRAÇÃO MATERIALIZADA

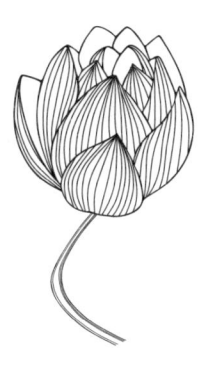

O CORPO É A VIBRAÇÃO MATERIALIZADA na combinação de sólidos, líquidos e gases. Abaixo das camadas de carne está a vibração da corrente vital, presente como energia fluida, e sob essa vibração está a consciência humana sutil, que permanece isolada, por ignorância, da Consciência Cósmica. Na Consciência Cósmica não há mudança ou morte, enquanto a consciência humana está sujeita a mudanças e limitações.

O processo de libertação da mente consiste em treiná-la por meio de afirmações, concentração, Yogoda etc., de modo que ela possa gradualmente desviar sua atenção das vibrações corporais mais grosseiras e das mudanças associadas, como morte e doença, e sentir a vibração mais sutil e estável da Energia Vital e da consciência. Assim, a mente pode se voltar para a Consciência Cósmica, onde não há consciência de mudança — ou seja, morte, vida, saúde, doença — mas onde apenas uma consciência imutável de bem-aventurança reina.

OS DIFERENTES ESTADOS DE CANTO

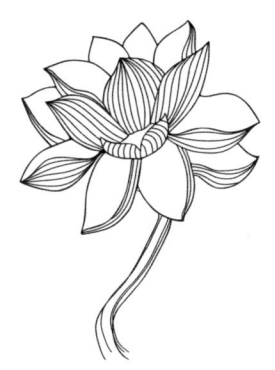

Lembre-se de que as afirmações devem ser praticadas com a entonação adequada, começando em um volume alto e diminuindo até um sussurro. Acima de tudo, é necessário manter a atenção e a devoção, levando o pensamento do sentido auditivo para a mente consciente, depois para a mente subconsciente e, finalmente, para a Superconsciência, com a convicção sobre a eficácia e a verdade delas. Para aqueles que acreditam, essas afirmações os curarão, e o Yogoda ensinará como prevenir doenças para sempre, assim como curá-las.

Os seguintes estados de canto mostram a ordem dos diferentes estados consecutivos:

1. **Canto Consciente e Alto.**
2. **Canto Sussurrado.**
3. **Canto Mental.**
4. **Canto Subconsciente.**
5. **Canto Superconsciente.**

O canto subconsciente torna-se automático, com consciência interna apenas. O canto superconsciente ocorre quando as vibrações internas profundas do canto se convertem em realização e se estabelecem na mente superconsciente e subconsciente, assim como na mente consciente. Manter a atenção fixada de forma ininterrupta na verdadeira Vibração Cósmica — e não em qualquer som imaginário — é o que caracteriza o canto superconsciente.

SUPERCONSCIÊNCIA, NÃO INCONSCIÊNCIA

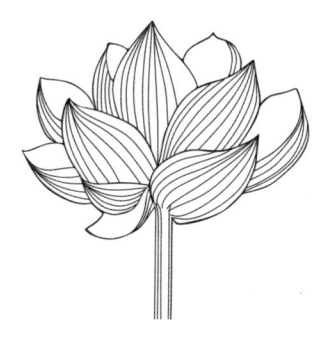

Um ponto muito importante a ser considerado é que, ao passar de um estado de canto para outro, a atitude da mente também deve mudar, tornando-se mais profunda e concentrada. O objetivo é unir o cantor, o canto e o processo de cantar em um só. A mente deve mergulhar em um estado de consciência profunda, **NÃO NA INSCONSCIÊNCIA**, na distração ou no sono, mas em um estado focado e concentrado de consciência absoluta, onde todos os pensamentos estão imersos e fundidos em uma única experiência, como partículas atraídas por um ímã irresistível.

CENTROS FISIOLÓGICOS

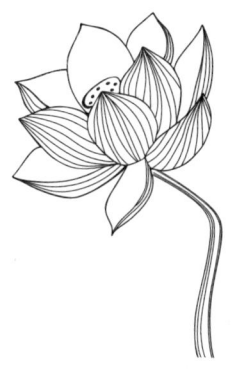

Durante as diferentes afirmações, é importante prestar atenção aos centros fisiológicos para os quais a atenção deve ser direcionada. Por exemplo, o coração é o centro das emoções, a medula é a fonte de energia, e a vontade se origina no ponto central da testa. A atenção é direcionada inconscientemente a esses centros; por exemplo, quando sentimos algo, nossa atenção se concentra no coração, excluindo outras partes do corpo. Desejamos cultivar um poder consciente sobre a direção da atenção nos centros de pensamento, vontade e sentimento.

Acima de tudo, a fé absoluta e inquestionável em Deus ou em seus verdadeiros devotos é o maior método de cura instantânea. É melhor morrer tentando despertar essa fé do que morrer em boa saúde, mas com uma confiança absoluta na medicina ou na matéria.

As seguintes afirmações ajudarão muito as congregações e os indivíduos a entender gradualmente o funcionamento do corpo humano, se forem repetidas com compreensão e devoção. É essencial que se aprofundem no significado interno das afirmações e que leiam a discussão sobre Espírito e matéria, revisitando-a mentalmente e repetidamente.

O VALOR DOS DIFERENTES MÉTODOS DE CURA

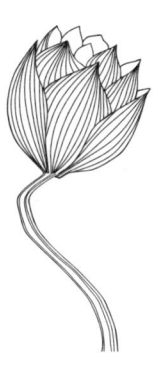

A PREVENÇÃO DE DOENÇAS DEVE SER o objetivo que todos devemos almejar. Nossa concentração deve estar totalmente voltada para esse importante problema. Visto que muitas pessoas já estão sofrendo por terem quebrado leis espirituais, mentais ou físicas da vida, e que muitas mais continuarão a quebrar essas leis mesmo sabendo que não deveriam, é importante e necessário considerar o valor relativo dos diferentes métodos de cura de doenças físicas.

A ciência médica utiliza apenas agentes físicos para a cura, e, portanto, tem um escopo de ação muito limitado. As curas psicofísicas e mentais têm uma aplicação mais ampla aos problemas de saúde, e até mesmo o médico mais materialista reconhece o efeito da mentalidade sobre a doença, sentindo-se mais confiante em sua capacidade de cura se seu paciente "tem fé nele".

A autossugestão e as afirmações de vontade são métodos inconscientes de estimular a Energia Vital, mas, como os métodos de cura puramente mental não trabalham conscientemente com essa Energia e utilizam a vontade sem estabelecer uma conexão fisiológica, não são eficazes em todos os casos de doença. Se a vontade consciente e a cooperação com a Energia Vital forem adicionadas, os resultados são muito mais bem-sucedidos. Contudo, a cura é certa se métodos psicofísicos, juntamente com vontade, fé e razão, forem combinados para direcionar a Energia Vital e alcançar a superconsciência. O conhecimento da unidade inerente e inseparável entre matéria e espírito resolve todos os problemas de doença.

AS DIREÇÕES INDIVIDUAIS E EM GRUPO

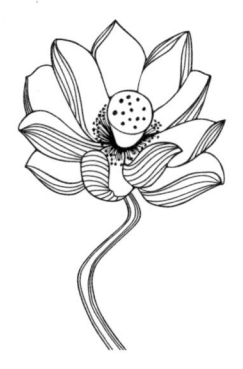

TEMPO:

- **Para o indivíduo:** Imediatamente após acordar pela manhã ou durante o período de sonolência antes de dormir à noite.

- **Para o grupo:** Qualquer horário adequado.

LUGAR:

Ambientes silenciosos ou tranquilos, sempre que possível. Se as afirmações precisarem ser usadas em um local barulhento, ignore a perturbação e concentre-se devotadamente em seu exercício.

MÉTODO:

Antes de começar a afirmar, livre a mente de todas as preocupações e inquietações.

ESCOLHA SUA AFIRMAÇÃO e repita-a primeiro em voz alta, depois mais suavemente e devagar, até que sua voz se torne um sussurro. Gradualmente, afirme mentalmente, sem mover a língua ou os lábios. Afirme mentalmente até sentir que se fundiu em uma profunda concentração ininterrupta, não em inconsciência, mas em continuidade consciente de pensamento.

Se você continuar com sua afirmação mental e aprofundar ainda mais, sentirá uma grande sensação de alegria e paz crescente. Durante a concentração profunda, sua afirmação se fundirá ao fluxo subconsciente, retornando mais tarde reforçada com poder para influenciar sua mente consciente por meio da lei do hábito. Durante o tempo em que experimentar uma paz crescente, sua afirmação mergulha no reservatório superconsciente, para retornar carregada de poder ilimitado, não apenas para influenciar sua mente consciente, mas também para cumprir materialmente seus desejos. Não duvide, e você será testemunha do milagre dessa fé científica.

Durante as afirmações em grupo para curar doenças físicas ou mentais em si mesmo ou em outros, deve-se ter cuidado para afirmar com um tom uniforme, força uniforme, concentração uniforme e um senso de fé e paz uniforme. Mentes mais fracas diminuem a força unida resultante dessas afirmações e podem desviar essa corrente de força de seu destino superconsciente. Por todos os meios, não faça movimentos corporais ou se torne mentalmente inquieto, perturbando seu vizinho. Manter-se imóvel não é suficiente; lembre-se de que sua concentração ou inquietação afetará materialmente o resultado desejado, favorável ou desfavoravelmente.

As seguintes sementes de afirmação estão impregnadas com a inspiração da Alma e devem ser regadas pela sua fé e concentração, e semeadas no solo da paz superconsciente, a fim de estabelecer vibrações internas móveis que ajudem em sua germinação desejada.

Existem muitos processos envolvidos entre a semeadura da semente de afirmação e sua frutificação. Todas as condições de seu crescimento devem ser atendidas para produzir o resultado desejado. A semente de afirmação deve ser viva, livre dos cancros da dúvida, inquietação ou desatenção; deve ser semeada nas mentes e corações das pessoas, com fé, concentração, devoção e paz; deve ser regada com repetições profundas e frescas.

Sempre evite a repetição mecânica. O significado disso está encontrado no mandamento bíblico: "Não tomarás o nome do Senhor teu Deus em vão." Repita as afirmações com firmeza, intensidade e sinceridade, até que tal poder seja alcançado por um único comando, um forte impulso de sua parte, seja suficiente para mudar as células do seu corpo ou mover sua Alma à realização de milagres.

REGRAS PRELIMINARES A SEREM OBSERVADAS ANTES DAS AFIRMAÇÕES

1. Posicionamento: Sente-se voltado para o Norte ou Leste.

2. Olhos e Postura: Feche os olhos, concentrando sua atenção na medula (a menos que seja orientado de outra forma). Mantenha a coluna ereta, o peito alto e o abdômen contraído. Relaxe completamente e respire fundo, exalando três vezes.

3. Atenção Plena: Relaxe o corpo e mantenha-o imóvel. Esvazie a mente de todos os pensamentos inquietos e retire-se das sensações de peso corporal, temperatura, sons etc.

4. Devoção e Vontade: Encha sua mente de devoção (sentida no coração) e vontade (sentida no centro fisiológico entre as sobrancelhas). Afaste a ansiedade, desconfiança e preocupação. Perceba, com calma, que a Lei Divina é Todo-Poderosa e atua apenas quando você não a bloqueia com dúvida ou descrença. Fé e concentração permitem que ela opere sem obstáculos. Mantenha o pensamento de que todos os estados corporais são mutáveis e curáveis, e que a consciência de algo ser crônico é uma ilusão.

5. **Deixar Ir:** Esqueça o que deseja curar.

6. **Afirmações em Grupo:** Em afirmações em grupo, o líder deve ler as afirmações ritmicamente enquanto está em pé. O público deve repetir após ele com o mesmo ritmo e entonação.

A AFIRMAÇÃO GERAL DE CURA

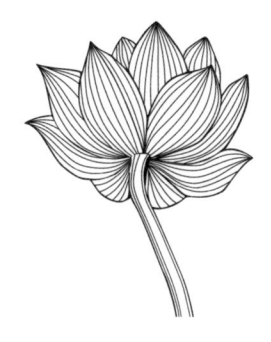

Em cada altar de sentimento
Pensamento e vontade
Tu estás sentado
Tu estás sentado.
Tu és todo sentimento, vontade e pensamento.
Tu os guia,
Deixa-os seguir, deixa-os seguir
Deixa-os ser como Tu és.

No templo da consciência
Havia a Luz — Tua Luz
Eu não a vi, agora vejo
O templo é luz, o templo é inteiro.
Eu dormi e sonhei que o templo se quebrou
Com medo, preocupação, ignorância;
Eu dormi e sonhei que o templo se quebrou
Com medo, preocupação, ignorância.

Tu me despertaste
Tu me despertaste
Teu Templo é inteiro
Teu Templo é inteiro.
Eu quero te adorar
Eu quero te adorar.

Nós somos Teus filhos.
Tu estás em toda parte
Onde quer que Tu estejas, a perfeição está lá
Tu estás sentado em cada célula do altar
Tu estás em todas as células do meu corpo
Elas são inteiras, elas são perfeitas
Elas são inteiras, elas são perfeitas.

Faz-me sentir que Tu estás lá
Em todas elas, em todas elas,
Faz-me sentir, elas são perfeitas
Cada uma e todas, cada uma e todas.

Vida da minha vida, Tu és inteiro
Tu estás em toda parte,
No meu coração, no meu cérebro
Nos meus olhos, no meu rosto
Nos meus membros e em tudo.

Tu moves meus pés,
Eles são inteiros, eles são inteiros.
Minhas panturrilhas e coxas
Elas são inteiras, pois Tu estás lá
Minhas coxas são sustentadas por Ti
Para que eu não caia, para que eu não caia.
Elas são inteiras, pois Tu estás lá
Elas são inteiras, pois Tu estás lá.

Tu estás na minha garganta
Membrana mucosa, abdômen
Brilha contigo
Essas são inteiras, pois Tu estás lá.
Na minha coluna, Tu cintilas
Ela é inteira, ela é inteira.

Em meus nervos, Tu fluis
Eles são inteiros, eles são inteiros.
Em minhas veias e artérias
Tu fluis, Tu fluis,
Elas são inteiras, elas são inteiras.

Tu és fogo no meu estômago
Tu és fogo nos meus intestinos
Eles são inteiros, eles são inteiros.
Assim como Tu és meu
Eu sou Teu.
Tu és perfeito
Tu és eu, Tu és eu.
Tu és meu cérebro
Ele está brilhando, ele é inteiro,
Ele é inteiro, ele é inteiro, ele é inteiro.

Deixa minha imaginação fluir livre
Deixa minha imaginação fluir livre.
Estou doente quando assim eu penso
Estou bem quando assim eu penso,
Cada hora, ó cada dia
No corpo, na mente, de toda maneira

Eu sou inteiro, eu sou feliz
Eu sou inteiro, eu sou feliz.
Eu sonhei um sonho que estava doente
Acordei e ri ao descobrir que ainda estava
Banhado em lágrimas
De alegria, não de tristeza,
Descobri que sonhei com a doença.
Pois eu sou inteiro, eu sou inteiro.

Deixa-me sentir
Teu amoroso arrepio, Teu amoroso arrepio.

Tu és meu Pai, eu sou Teu Filho
Bom ou travesso
Eu sou Teu filho.
Deixa-me sentir Teu saudável arrepio
Deixa-me sentir a vontade da Tua sabedoria.
Deixa-me sentir a vontade da Tua sabedoria.

AFIRMAÇÃO DE PENSAMENTO

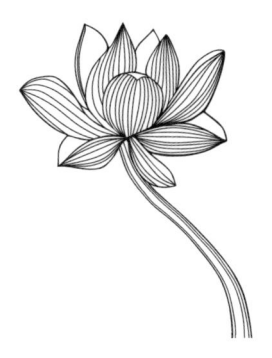

CONCENTRE O PENSAMENTO na testa e repita o seguinte:

Eu penso que minha vida flui
Eu sei que minha vida flui
Do cérebro para todo o meu corpo.
Raios de luz atravessam
A raiz do meu tecido.
A inundação da Vida através das vértebras
Apressa-se pela coluna em espuma e spray.
As pequenas células estão todas bebendo
Seus minúsculos lábios estão brilhando.
As pequenas células estão todas bebendo
Seus minúsculos lábios estão brilhando.

AFIRMAÇÃO DE VONTADE

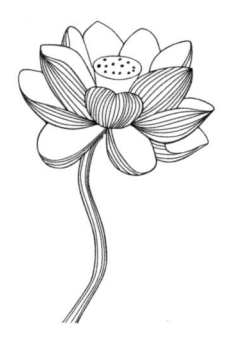

Concentre a vontade na Medula e no ponto entre as sobrancelhas, simultaneamente, e repita o seguinte, primeiro em voz alta e depois gradualmente em sussurros:

Eu quero que minha vida se carregue
Com a vontade divina, eu quero que se carregue
Através de meus nervos e músculos todos
Meus tecidos, membros e tudo
Com um fogo vibrante e formigante
Com um poder alegre e ardente
No sangue e nas glândulas
Por comando soberano
Eu ordeno que flua
Por meu comando
Eu ordeno que brilhe
Por meu comando
Eu ordeno que brilhe.

O DESENVOLVIMENTO E DIREÇÃO CORRETA DA RAZÃO E CURA DA INTELIGÊNCIA LENTA

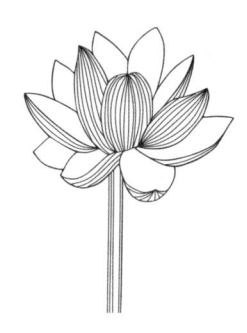

1. Leia, marque e digira internamente.
2. Raciocine sobre coisas boas.
3. Adote o melhor plano que você puder oferecer a si mesmo pelo exercício da razão.
4. Se você ler por 1 hora, então escreva por 2 horas e pense por 3 horas. Essa proporção deve ser observada no esforço para cultivar a razão.
5. Obedeça às leis mentais que Deus lhe deu para desenvolver sua razão.
6. Se estas afirmações forem proferidas com força da alma por trás delas, elas desenvolverão a inteligência inata que os psicólogos modernos afirmam ser limitada e incapaz de expansão.

Ao OBEDECER ÀS LEIS MATERIAIS e acreditar que elas são controladas por uma lei espiritual superior, pode-se se elevar acima delas e ser totalmente guiado por elas. Essa superioridade transcendental das leis espirituais sobre as leis materiais não pode ser realizada por ninguém que pensa que pode superar as leis materiais negando veementemente a existência e agindo contra elas.

Concentre-se sob o crânio, sentindo o peso do cérebro dentro dele:

Nas câmaras da sabedoria Tu vagueias
Tu és a razão em mim
Ó, Tu vagueias e despertas
Cada célula preguiçosa do cérebro
Para receber, para receber
O bem que a mente e os sentidos oferecem
O conhecimento que Tu me dás.
Eu mesmo pensarei, eu mesmo raciocinarei
Não te incomodarei com pensamentos
Mas conduza, quando a razão erra
Para seu objetivo, conduza-a corretamente.

AFIRMAÇÃO DE SABEDORIA

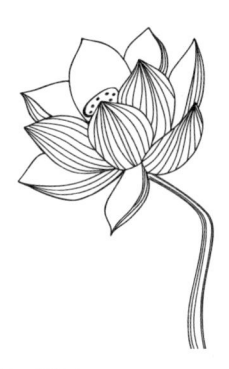

Ó Pai Divino, Ó Mãe Divina
Ó Meu Mestre, Ó Amigo Divino
Eu vim sozinho, vou sozinho
Contigo sozinho, contigo sozinho
Contigo sozinho, contigo sozinho.

Ó, Tu fizeste um lar para mim
Um lar de células vivas; um lar para mim.
Este lar meu é Teu lar
Tua vida fez este lar
Teu poder fez este lar.
Teu lar é perfeito, Teu lar é perfeito.

Eu sou Teu filho, Tu és meu Pai
Nós habitamos, nós habitamos
No mesmo templo
Neste templo de células
Ó, neste templo de células.
Tu estás sempre aqui
Ó, no meu altar pulsante perto.

Eu me afastei, eu me afastei
Com a escuridão para brincar, com o erro para brincar,
Uma criança travessa, eu fui embora.

Para casa voltei com a escuridão escura
Para casa voltei com a marca lamacenta da matéria.
Tu estás perto, eu não consigo ver
Teu lar é perfeito, eu não consigo ver.
Estou cego, Tua Luz está lá
É minha culpa que não consigo ver
Ó, é minha culpa que não consigo ver.

Sob a linha da escuridão
Tua Luz brilha
Tua Luz brilha.
Juntas, Tua Luz e a Escuridão
Não podem ficar, não podem ficar.
Juntas, sabedoria e ignorância
Não podem ficar, não podem ficar.
Afasta, ó atrai para longe
A escuridão
Minha escuridão.
Minhas células corporais são feitas de luz
Minhas células carnais são feitas de Ti
Elas são perfeitas, pois Tu és perfeito
Elas são saudáveis, pois Tu és saúde
Elas são espírito, pois Tu és assim
Elas são imortais, pois Tu és vida.

AFIRMAÇÕES DE SUCESSO

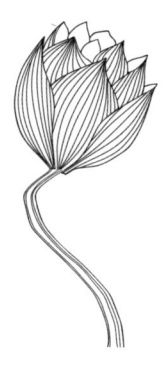

(Para a Cura da Consciência de Insucesso)

O SUCESSO VEM DA OBEDIÊNCIA às leis Divinas e materiais. O sucesso material e espiritual devem ser alcançados. O sucesso material consiste em adquirir todas as necessidades da vida. A ambição de ganhar dinheiro deve ser utilizada para melhorar a sociedade, o país e o mundo. Faça todo o dinheiro que puder, melhorando sua comunidade, país ou o mundo, mas nunca agindo contra os interesses deles.

Lembre-se de que existem leis mentais, subconscientes e superconscientes para o sucesso e para combater o fracasso. O método subconsciente de sucesso é repetir as afirmações de forma intensa e atenta, imediatamente antes e depois do sono.

Se você deseja que a Lei Divina ou o poder superconsciente o ajudem, não pare seus esforços conscientes, nem deve depender totalmente de suas próprias habilidades naturais. Use o esforço conscientemente, tentando e planejando ter sucesso e lutando contra o fracasso, sentindo ao mesmo tempo que a Lei Divina está ajudando seus esforços a alcançar seu destino com sucesso. Este método estabelece uma conexão consciente com o Divino. Pense que, como filho de Deus, você tem acesso a todas as coisas que pertencem ao seu Pai. Não duvide; quando quiser algo, afaste a consciência de fracasso, perceba que todas as coisas são suas.

Hábitos subconscientes de ignorância e descrença nessa lei nos privaram de nossa herança Divina. Aqueles que desejam utilizar os recursos do Suprimento Divino devem destruir essa mentalidade errada por meio de um esforço constante saturado de infinita confiança.

Assim, quando os métodos conscientes, subconscientes e superconscientes de sucesso são combinados, o sucesso certamente virá. Tente novamente, não importa quantas vezes tenha tentado sem sucesso.

AFIRMAÇÃO DE SUCESSO MATERIAL

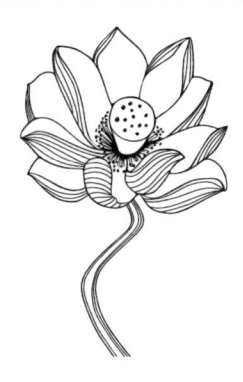

Tu és meu Pai
Sucesso e alegria
Eu sou Teu filho
Sucesso e alegria
Toda a riqueza desta terra
Todas as riquezas do Universo
Pertencem a Ti, pertencem a Ti.
Eu sou Teu filho
A riqueza da terra e do Universo
Pertence a mim, pertence a mim
Oh, pertence a mim, pertence a mim.

Eu vivi em pensamentos de pobreza
E erroneamente imaginei que era pobre,
Então eu era pobre.
Agora estou em casa e Tua consciência
Me fez rico, me fez próspero.
Eu sou sucesso, eu sou rico
Tu és meu Tesouro, eu sou rico, eu sou rico.

Tu és tudo, Tu és tudo
Tu és meu, eu tenho tudo, eu tenho tudo.

Eu sou próspero, eu sou rico
Eu tenho tudo, eu tenho tudo.
Eu possuo tudo e qualquer coisa
Assim como Tu possuis, assim como Tu possuis.
Eu possuo tudo, eu possuo tudo.
Tu és minha riqueza, eu tenho tudo.

O SUCESSO ESPIRITUAL CONSISTE EM contatar a Consciência Cósmica conscientemente, e em manter a paz e a serenidade, não importa quais eventos irremediáveis da vida, como a morte de amigos ou outras perdas, venham até você. Em caso de separação de um dos seus entes queridos pela lei da Natureza, você não deve lamentar, mas sim agradecer a Deus por ter lhe dado o grande privilégio de cuidar, fazer amizade e zelar por um de Seus amados. O sucesso espiritual vem ao compreender o mistério de todos os eventos da vida, e ao olhar para todas as coisas de maneira alegre e corajosa, com a percepção de que tudo está marchando em direção ao mais alto objetivo. A ignorância deve ser curada pelo conhecimento.

AFIRMAÇÃO DE SUCESSO ESPIRITUAL

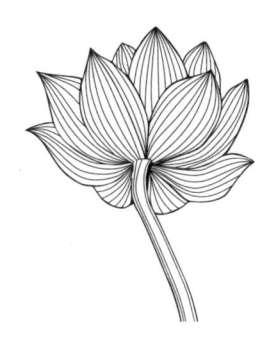

(Para Curar a Ignorância da Alma)
Tu és o conhecimento
E Tu sabes
A causa e o fim de todas as coisas.
Eu sou Teu filho
Eu quero conhecer o verdadeiro mistério da Vida
O verdadeiro e alegre dever da Vida.
Teu conhecimento em mim mostrará
Todas as coisas que Tu sabes
Que Tu sabes.

NA CURA, COMO JÁ DISSEMOS anteriormente, imaginação, vontade, fé, razão e sentimento todos estimulam a Energia Vital perturbada, que pode eletrificar internamente as células do corpo doentes e restaurá-las à sua condição saudável original. Portanto, aqueles que desejam curar cientix`ficamente devem conhecer as leis de visualização e controle dessa Energia Vital.

Ao curar os outros, é necessário ter controle sobre a própria Energia Vital e projetar uma corrente no corpo do paciente que estimula e harmoniza a Energia Vital perturbada do paciente pelo poder da vontade ou imaginação. A cura não pode ser feita ao acaso — os grandes curadores podem observar as verdadeiras leis psicofísicas da natureza operando no corpo do paciente durante o processo de cura.

AFIRMAÇÃO PARA OS OLHOS

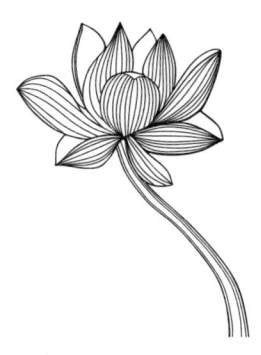

Concentre-se com os olhos fechados primeiro na medula, depois sinta o poder da visão nos olhos fluindo através dos nervos ópticos até a retina. Concentre-se na retina. Dilate os olhos e relaxe.

AFIRMAÇÃO DE SUCESSO PSICOLÓGICO

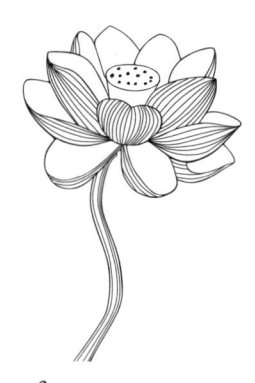

Eu sou corajoso, eu sou forte.
O perfume do pensamento de sucesso
Sopra em mim, sopra em mim.
Eu sou tranquilo, eu sou calmo,
Eu sou doce, eu sou gentil.
Eu sou amor, eu sou simpatia,
Eu sou encantador e magnético.
Estou satisfeito com todos.

Eu enxugo as lágrimas e medos de todos.
Não tenho inimigos,
Embora alguns pensem que sim.
Sou amigo de todos.
Não tenho hábitos,
De comer, vestir ou me comportar.
Eu sou livre, eu sou livre.

Eu comando a Ti, ó Atenção,
Para vir e praticar concentração
Sobre as coisas que faço, nos trabalhos que realizo.
Eu posso fazer tudo
Quando assim eu penso, quando assim eu penso.

Na igreja ou templo, no estado de oração,
Meus pensamentos vagantes se levantaram contra mim
E impediram minha mente de alcançar a Ti
E impediram minha mente de alcançar a Ti.
Ensina-me a possuir novamente, ó, possuir novamente
Minha mente e cérebro aprisionados pela matéria,
Para que eu possa entregá-los a Ti
Em oração e êxtase,
Em meditação e devaneio.

Eu adorarei a Ti
Em meditação
No seio da montanha e na solidão.
Sentirei Tua energia
Fluindo através das minhas mãos em atividade,
Para que eu não Te perca;
Eu Te encontrarei na atividade.

No lago pacífico da paz,
Na hora da alvorada da sabedoria.
A luz de Teu ser
Brilha através de mim,
Através do passado, presente e futuro.
Eu comando você,
Meus olhos, dois

Sejam um e único,
Sejam um e único,
Para ver tudo e conhecer tudo,
Para fazer meu corpo brilhar,
Para fazer minha mente brilhar,
Para fazer minha alma brilhar.

Vire os olhos para cima, depois para baixo,
Depois para a esquerda, depois para a direita.

Então, gire-os da esquerda para a direita, e da direita
para a esquerda.
Fixe a atenção dos olhos no ponto no meio da testa,
Pensando que a Energia Vital flui e transforma
Ambos os olhos em dois holofotes.
Esse exercício também é fisicamente benéfico para os olhos.

Eu comando vocês,
Ó raios azuis,
Para deslizar através dos meus nervos ópticos
E me mostrar a verdade, e me mostrar a verdade.
Sua Luz está lá, Sua Luz está lá.
Através dos meus olhos, Tu espreitas,
Tu espreitas.
Eles são inteiros, eles são perfeitos.

Um acima e dois abaixo,
Olhos três, olhos três,
Através de vocês invisíveis, que luz foge,
Através de vocês invisíveis, que luz foge.
Olhos de lótus, não chore mais,
Não chore mais.
As tempestades que feriram suas pétalas não existem mais.
Venham rápido e deslizem como cisnes
Na água alegre da Bem-Aventurança.

REGULANDO A FORÇA SEXUAL

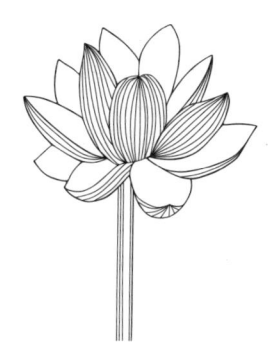

Antes de se deitar à noite, limpe as mãos, pés, axilas, umbigo, rosto, medula e todas as aberturas do corpo com uma toalha molhada. Faça isso regularmente. Durante a excitação corporal, respire fundo e expire profundamente. Repita de 6 a 15 vezes e depois vá rapidamente para o meio de multidões ou perto de seus superiores.

Através do pólen e do estame
Tu crias as flores puras
Através dos meus pais puros
Meu corpo Tu trouxeste
Assim como Tu és o criador
De todas as coisas boas, assim somos nós.

Ensina-nos a Criar
Na sacralidade, na santidade
Ideias nobres ou almas nobres
Na santidade, conforme necessário.
Tu és sem sexo,
Nós somos sem sexo, nós somos sem sexo.
Tu nos criaste na pureza.
Ensina-nos a criar na sacralidade

Pensamentos nobres ou filhos
Feitos à Tua imagem.

O corpo é como um jardim transbordando com os encantadores frutos dos sentidos: som, visão, gosto, olfato e toque. A divindade no homem o alerta contra a superindulgência e a imoderação no uso de qualquer um desses frutos sensoriais, mas especialmente contra o uso inadequado da maçã da força sexual, situada no centro deste Jardim do Éden corporal. Ao permitir que a serpente da curiosidade maligna e a Eva ou a fraca natureza feminina dentro dele o tentem a transgredir a lei da experiência sensorial regulamentada e não identificada, o homem é expulso de seu perfeito jardim de Consciência de Bem-Aventurança e perde a alegria do autocontrole.

O despertar não natural da consciência sexual traz consigo a folha de figo ou a consciência de pecado da vergonha. Os pais que desejam filhos devem ser particularmente cuidadosos em concentrar sua atenção no fim criativo e ignorar os meios para esse fim. O encanto da comunhão sexual não deve ser usado pelo homem por si só.

PARA CURAR MAUS HÁBITOS

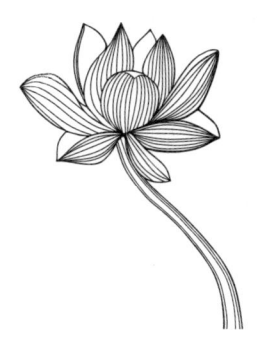

1. Bons hábitos são seus melhores aliados; preserve sua força estimulando-os com boas ações.

2. Maus hábitos são seus piores inimigos; contra a sua vontade, eles induzem você a fazer coisas que mais o prejudicam. Eles são prejudiciais à sua felicidade física, social, mental, moral e espiritual. Impeça os maus hábitos, recusando-se a alimentá-los com más ações.

3. A verdadeira liberdade consiste em fazer as coisas, ou seja, comer, ler, ajudar etc., de acordo com o julgamento correto e a escolha da vontade; não em ser compelido por hábitos. Coma o que deve comer e não necessariamente o que está acostumado. Faça o que deve, não o que seus hábitos ditam.

4. Bons e maus hábitos levam tempo para adquirir força. Maus hábitos poderosos podem ser substituídos por bons hábitos opostos se estes forem cultivados pacientemente.

5. Primeiro, elimine todos os maus hábitos com bons hábitos em tudo, depois cultive a consciência de estar livre de todos os hábitos, seja ao comer, trabalhar etc.

Tu és a lei.
Tu és acima de todas as leis.
Eu sou Teu filho, eu amo Tua lei.
Acima de todas as leis eu sou,
Assim como Tu és.
Acima de todas as leis eu sou.
Ó, valente e bom soldado hábito,
Afaste os hábitos escuros, escuros.
Afaste os hábitos escuros, escuros.
Eu sou livre, eu sou livre.
Eu não tenho hábitos, eu não tenho hábitos.
Eu farei o que é certo, farei o que é certo,
Sem ser comandado por hábitos.
Eu sou livre, eu sou livre.
Eu não tenho hábitos, eu não tenho hábitos.

EXERCÍCIO PARA O ESTÔMAGO

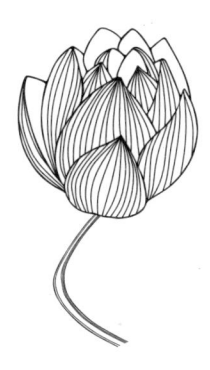

Incline-se enquanto segura os braços de uma cadeira. Exale completamente e cave o estômago e o abdômen o máximo possível (o mais próximo da coluna vertebral). Em seguida, expanda-os (fique com a barriga para fora) enquanto inala. Repita 12 vezes. Este exercício ajuda a ação peristáltica do estômago e remove suas aflições.

Embora a superioridade do tratamento mental sobre o físico seja inegável, esses poucos exercícios físicos estão incluídos neste livro para o benefício daqueles que desejam combinar ambos os métodos.

EXERCÍCIO PARA OS DENTES

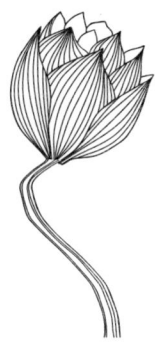

Com os olhos fechados, una os dentes superiores e inferiores do lado esquerdo, depois os dentes superiores e inferiores do lado direito, e por fim, una os dentes frontais superiores e inferiores. Em seguida, una todo o conjunto de dentes superiores e inferiores. Mantenha cada posição por 1 ou 2 minutos, concentrando-se na "sensação de apertar os dentes" — pensando que a energia curativa está vitalizando todas as raízes dos dentes e removendo todas as condições desarmônicas.

© Texto: *Scientific Healing Affirmations*, Paramhansa Yogananda, 1952
© Editora nVersos, 2025
Todos os direitos reservados.

Diretor Editorial e de Arte: Julio César Batista
Gerente Editorial: Carlos Renato
Produção Editorial: Juliana Siberi
Diagramação: Matheus Pfeifer
Tradução: Elisete Capellossa
Revisão: Jéssica Caroline

Dados Internacionais de Catalogação na Publicação (CIP)
(Câmara Brasileira do Livro, SP, Brasil)

Yogananda, Paramahansa, 1893-1952
Afirmações científicas de cura / Paramahansa Yogananda; tradução Elisete Capellossa. - São Paulo: nVersos Editora Ltda. EPP, 2025.
Título original: Scientific healing affirmations.
ISBN 978-85-54862-92-3
1. Cura pela mente I. Título.

25-248734   CDD-615.8528

Índices para catálogo sistemático:
1. Poder de cura : Meditação : Terapia alternativas
615.8528

Texto revisado segundo o acordo Ortogáfico da Língua Portuguesa de 1990.

1ª edição, 2025
Nenhuma parte desta publicação poderá ser reproduzida por qualquer meio ou forma sem a prévia autorização da nVersos Editora Ltda. A violação dos direitos autorais é crime estabelecido na Lei no 9.610/98 e punido pelo artigo 184 do Código Penal.

nVersos Editora.
Rua Cabo Eduardo Alegre, 36 — São Paulo — SP
telefone: +55 (11) 3995-5617
nversos@nversos.com.br | www.nversos.com.br

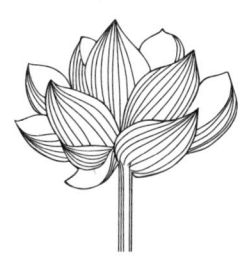

Nota do Editor

Foi escolhida a flor de lótus para ilustrar cada capítulo do livro, pois a lótus tem um significado profundo e simbólico em várias culturas orientais, principalmente no budismo, hinduísmo e em algumas tradições taoístas. O significado pode variar de acordo com o contexto, mas, de forma geral, a lótus simboliza pureza, iluminação, renascimento, Sagrado e Divino. É uma flor que possui muitas interpretação, mas sempre com forte associação à espiritualidade, transformação e crescimento pessoal.